ÉTUDE

DE

QUELQUES FORMES FRUSTES

DU

MAL DE BRIGHT

Par

Le Dr R. MARIN.

CAMBRAI

Imprimerie J. RENAUT, rue St-Martin, 18.

1885.

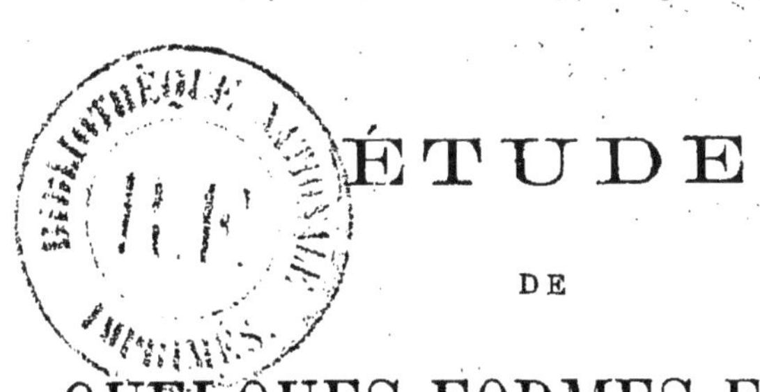

ÉTUDE

DE

QUELQUES FORMES FRUSTES

DU

MAL DE BRIGHT

Par

Le Dr R. MARIN.

CAMBRAI

IMPRIMERIE J. RENAUT, RUE ST-MARTIN, 18.

1885.

A LA MÉMOIRE DE MA MÈRE.

———

A MON PÈRE.

———

MEIS ET AMICIS.

———

DE QUELQUES FORMES FRUSTES

DU

MAL DE BRIGHT

M. B., âgé de 40 ans, exerçant une profession, exigeant à la fois une activité physique et intellectuelle, présentait parfois des migraines assez fortes.

Il y a 15 ou 18 mois, à la suite d'un refroidissement, M. B. fut pris d'une céphalalgie assez intense ; l'auscultation la plus minutieuse ne fit rien remarquer.

Les deux jours suivants, l'état fut le même.

Bientôt cependant des douleurs assez vives vers la région lombaire firent pratiquer l'examen des urines qui contenaient assez d'albumine. On put alors porter ce diagnostic : néphrite aigüe faisant suite à une néphrite chronique. Malgré toutes les souffrances qu'endura le malade, son intelligence ne s'éteignit que quelques heures avant sa mort.

A l'autopsie on trouva deux gros reins blancs.

Ainsi le mal de Bright peut évoluer sourdement, et ne se démasquer qu'après avoir occasionné des lésions irréparables. Cette affection terrible peut miner tout l'organisme en entier avant qu'on ait pu soupçonner sa présence.

Frappé de ces faits, nous avons fait notre possible, pour recueillir les observations les plus capables de déjouer ces symptômes insidieux et d'éclairer le diagnostic. Puissent notre travail et notre bonne volonté, nous pardonner d'avoir entrepris cette tâche si lourde.

DÉFINITION & DIVISION DU SUJET.

Pourquoi, après tant d'efforts tentés pour démontrer la pluralité des néphrites chroniques, conserver l'appellation générale de mal de Bright ? Parce que ce terme générique répond à un syndrome clinique et non à une lésion définie ; parce que s'il est vrai que depuis les travaux de l'illustre médecin anglais, on ait créé le gros rein blanc ou néphrite parenchymateuse et le petit rein ou néphrite interstitielle, on rencontre très-fréquemment aussi des formes mixtes ou lésions et symptômes, qui appartiennent à une altération rénale, sans qu'on puisse la spécifier.

Non seulement les symptômes sont en général complexes et groupés de façon à forcer le médecin à porter le diagnostic de mal de Bright, mais ils peuvent tellement être dénaturés qu'ils peuvent presque faire exclure l'idée d'une affection des reins. C'est à ces symptômes mensongers que nous voulons accorder toute notre attention. C'est à eux que la maladie rénale doit d'accomplir sourdement son œuvre de destruction ; pendant qu'ici une forte diarrhée, tenace ; que là un catarrhe bronchique ; qu'ailleurs des palpitations et de l'essoufflement sont les seules préoccupations d'un malade et dirigent les recherches du médecin vers une tuberculose ou une hypertrophie cardiaque, le mal poursuit tranquillement sa marche.

En raison de la complexité des phénomènes qui président à l'évolution du mal de Bright, nous a cru devoir nous attacher aux faits prédominants. Nous examinerons ainsi les différents appareils de l'économie et les organes des sens. Nous consacrerons ensuite un chapitre aux épanchements divers, et nous finirons en donnant quelques réflexions sur les faits que nous allons exposer.

APPAREIL RESPIRATOIRE.

Depuis longtemps on a appelé l'attention sur divers troubles respiratoires dans le cours de la maladie de Bright. Je veux les rappeler en quelques mots, afin de bien faire saisir la différence entre les accidents courts et bruyants ordinairement décrits et les phénomènes lents et durables sur lesquels je veux insister.

L'urémie dyspnéique, signalée par Bright et Wunderlich, et bien étudiée depuis ces auteurs, est divisée en urémie aigüe et urémie chronique.

A l'urémie dyspnéique aigüe appartienne la forme spasmodique dans laquelle la dyspnée est suffocante.

L'urémie chronique revendique ces accès de suffocation nocturne, simulant des accès d'asthme.

A côté de ces urémies dyspnéiques qui éveillent l'attention, nous placerons une forme lente, à peine signalée et cependant très-intéressante. Des phénomènes de bronchite particulière, peuvent être l'unique indice du mal de Bright. En raison même de l'isolement de ce signe, les erreurs de diagnostic sont très-faciles, témoin l'observation suivante.

OBSERVATION II. (*Bulletin de la Soc. anat.*)

Néphrite interstitielle, Urémie (Siredey et Decaudin).

Le nommé Meye Antonin, âgé de 25 ans, chapelier,

entre *le 7 Février 1877*, salle Saint-Augustin, service du docteur Brouardel. Antécédents morbides : convulsions et paralysie infantile, traduite aujourd'hui par un pied bot valgus ; scarlatine et fièvre typhoïde, à des époques qu'il ne peut préciser ; ni alcoolisme, ni syphilis. Il a déjà séjourné à l'hôpital Saint-Antoine, en décembre 1876, pour une bronchite accompagnée d'accidents faisant penser à l'existence d'une intoxication, dont on ne peut, d'ailleurs, préciser la nature. On pensa toutefois à un début de tuberculose, car il cracha un peu de sang. Amélioré, il quitte l'hôpital au bout de 15 jours.

7 Février 1877 — Il rentre à l'hôpital pour les mêmes accidents : bronchite avec accès d'oppression qui l'empêchèrent de continuer son travail ; garçon faible, délicat, de teinte pâle, ayant le facies intelligent, l'œil vif. On croit toujours en l'absence de signes négatifs du poumon, qu'on est en présence d'une phthisie latente au début ou même d'une affection pulmonaire, telle que : pneumonie interstitielle d'origine professionnelle, ne se révélant encore par aucun signe à la percussion ni à l'auscultation. Il dort difficilement, mange mal, s'anémie progressivement, a des nausées continuelles et rend des crachats filants striés de sang. Quoiqu'il en soit, il peut se lever, aller au jardin, n'a pas d'œdème des membres ; rien dans les urines.

Mars 1877. — Au commencement du mois de mars, les symptômes augmentent d'intensité. Céphalalgie quelquefois très-vive ; les nausées s'accompagnent quelquefois de vomissements alimentaires striés de sang, la dyspnée est de plus en plus prononcée.

4 Mars. — Vomissement le matin, on constate une petite ecchymose à la conjonctive gauche.

9 Mars. — Un peu de matité avec diminution du murmure visiculaire aux deux bases, surtout à gauche en arrière. Le foie est gros, douloureux à la pression. Vomissements et quelques crachats sangiants. C'est à cette époque que le malade prend une position dans son lit qu'il affectera jusqu'à la fin. En effet, à ce moment la dyspnée s'accroît, bien que l'auscultation ne révèle aucun changement dans l'état de ses poumons ; les vomissements se répètent continuellement tous les jours et presque à chaque instant ; sa faiblesse devient extrême. Aussi ne peut-il plus quitter son lit, où, semblable à un asystolique, il reste sur son séant, son crachoir ou une cuvette entre les jambes, la tête reposant dans la pomme de ses mains, et, dans cette situation, il rejette toutes les potions qui lui sont données. 40 respirations à la minute : 120 pulsations.

16 Mars. — Un peu d'œdème survient à la face dorsale des pieds et des malléoles. *Insomnie. Vomissement.*

Les troubles de la vue s'accentuent ; enfin il se plaint même de désordre intellectuel et d'agitation la nuit.

20 Mars. — Quatre grammes de Jaborandi et glace. Les vomissements n'ont point été exagérés ; les sueurs sont très-abondantes, une diarrhée survient qui produit un effet salutaire en diminuant les maux de tête et les vomissements.

30. — L'analyse des vomissements donne 0 gr. 089 d'urée par litre.

31. — Les vomissements ont reparu. Dyspnée intense. On ne trouve pas d'albumine dans les urines. On supprime le Jaborandi et on applique six ventouses scarifiées sur la région du foie.

Avril du 2 au 7. — Etat stationnaire pendant quelques jours, l'œdème augmente lentement. Dyspnée très-intense, hoquet, vomissement.

6. — Ventouses scarifiées au côté gauche ; 1 gr. 50 d'urée par litre de sang.

10. — Vomissements très-abondants, L'œdème augmente considérablement. Douleurs vives dans les jambes.

13. — Nuage d'albumine très-peu appréciable.

18. — Roles fins à la base des deux poumons.

25. — Somnolence formant contraste avec l'agitation des jours précédents.

27. — Le malade se trouve mieux. Coma un peu moins prononcé, mais l'agitation reparaît dans la nuit. Dyspnée ; l'auscultation est rendue très-difficile par l'état d'agitation du malade.

Mort le 30, au matin sans que le coma et le délire aient augmenté. Anurie complète dans les vingt-quatre dernières heures.

La température a peu varié, de 37° 2 à 37° 4.

Autopsie. — *1er Mai.* — ABDOMEN. — Liquide jaunâtre dans la cavité abdominale, dans la plèvre droite en arrière, au sommet et sur le côté; la plèvre diaphragmatique seule est intacte. Exsudats gélatineux Broncho-pneumonie à droite. Poumon rouge, hépatisé, ne surnageant pas. Pas de tubercules. — CŒUR. —

Cœur hypertrophié, surtout au ventricule gauche. Orifices sains. Rate petite. — Foie pesant 1130 grammes ; Foie muscade rouge, un peu gros, nullement altéré dans sa forme, mais de volume plutôt amoindri. Vésicule biliaire distendue. Reins atrophiés. Rein droit pesant 70 grammes. Rein gauche 60 gr. Ils sont très-petits et ont conservé leur forme. Sur la coupe des reins on note une dégénérescence graisseuse des parties qui entourent les pyramides tranchant par leur aspect sain et violacé sur le fond dégénéré granulo-graisseux. — VESSIE. — Il n'y a pas d'urine dans la vessie. — CERVEAU. — Un peu d'œdème et épaississement des méninges à la convexité.

Dans ce cas, on remarque que le diagnostic n'a pu être fait et qu'il a varié entre une tuberculose, une pneumonie interstitielle ou une congestion hépatique. D'autre part, l'examen des urines ne donnant pour ainsi dire que des signes négatifs concernant l'albumine. L'analyse seule des vomissements et plus tard l'œdème ont pu faire soupçonner l'albuminurie.

APPAREIL DIGESTIF.

Chez les personnes atteintes du mal de Bright, les fonctions digestives sont fréquemment entravées. Des vomissements incoercibles, alimentaires, muqueux et même sanglants en imposent pour un cancer, un ulcère ou une inflammation de la muqueuse qui tapisse l'estomac. Il en est de même pour la diarrhée que l'on attribuera à une entérite passée à l'état chronique ou une tuberculose de l'intestin.

Malgré la valeur diagnostic de ces troubles gastriques et intestinaux, peu d'auteurs s'en sont occupé. Lecorché, dans son traité des maladies des reins ne leur consacre que quelques lignes. — Fournier mentionne, sans y insister, l'inappétence, les vomissements, la diarrhée, ajoutant que ces cas sont très-rares. Béhier professait à l'hôtel-Dieu, que les vomissements et la diarrhée pouvaient être, chez les albuminuriques, les seuls symptômes prémonitoires de l'urémie. Enfin le professeur Jaccoud est le premier qui, dans ses cliniques de la Charité, se soit préoccupé de signaler leurs qualités.

A. TROUBLES GASTRIQUES. — Nous ferons seulement ressortir ici toute la valeur diagnostic de certains vomissements d'origine urémique.

La plupart du temps, ces vomissements arrivent brusquement au milieu de l'appétit, et le médecin croit alors avoir affaire à une simple indigestion. Le vomissement se répète bientôt et se continue malgré tous les efforts faits pour l'arrêter. Outre les matières alimentaires, on voit que ces vomissements renferment des masses muqueuses.

D'autres fois les vomissements se voient au réveil et font croire par leur nature et leur intensité à la pituite des alcooliques.

Tantôt ce sont de vraies hématéméses ; enfin ces déjections muqueuses peuvent être striées de sang.

B. TROUBLES INTESTINAUX. — Du côté de l'intestin, la diarrhée n'a pas une valeur moindre. Là encore le flux intestinal tire ses particularités de son mode d'apparition.

L'observation suivante, tirée de la thèse de M. Daudré est très-concluante.

OBSERVATION III.

Hôtel-Dieu, Salle Saint-Landry, Service du docteur Hérard.

X..., âgé de 26 ans, né à Paris, entré le 2 avril 1875 à l'hôpital.

Ce malade ne déclare comme antécédents morbides que des fièvres intermittentes contractées en Cochinchine en 1872. Depuis cette époque, toujours maladif, il est rentré en France. Là il prit et abandonna successivement son travail. Les forces déclinaient, il maigrissait insensiblement. A plusieurs reprises il entra à l'hôpital du Val de Grâce, où on lui administrait principalement le sulfate de quinine : il se rappelle avoir plusieurs fois entendu dire au médecin qu'il était étonnant qu'il n'eût pas une grosse rate. Il continuait à s'affaiblir et à s'amaigrir, de temps en temps, il avait de la diarrhée et des vomissements.

Il n'a jamais eu d'œdème ni d'anasarque. Il est arrivé à un tel état de faiblesse qu'il ne peut plus se tenir debout, et enfin, dénué de toute ressource, il a été admis dans le service de M. Hérard.

On est frappé par l'amaigrissement extrême, la pâleur profonde du malade, ses yeux sont excavés, sans expression, sa voix est cassée, presque éteinte. Rien du côté du cœur, du foie, de la rate. La diarrhée est toujours abondante et toujours séreuse. Pas d'œdème, état apyrétique. L'urine est abondante et contient de l'albumine. Examinée au microscope, on y trouve des tubuli granuleux. La viande crue est ordonnée, mal supportée et est remplacée par le lait. La diarrhée diminue un peu, mais le malade est dans une prostration qui va en croissant.

Le 18 Avril. — La voix du malade est éteinte. La diarrhée, bien que peu abondante continue cependant. La peau est froide et la température rectale atteint à peine 36°.

19. — Somnolence continuelle. Subdélire mómentané.

20. — Le malade succombe dans cet état, sans agonie.

Autopsie. — Rien à l'éncéphale qui est décoloré. Poumons et plèvres intacts. Cœur petit, sans lésions valvulaires. Foie graisseux. Rate atrophiée. Reins très-petits ; capsules adhérentes.

APPAREIL CIRCULATOIRE.

A. Hypertrophie cardiaque. — Palpitations. — L'hypertrophie cardiaque est fréquente dans les néphrites chroniques. Bright avait été frappé de ce fait.

En 1859. Traube, remit en honneur les idées de Bright sur l'hypertrophie cardiaque consécutive aux affections des reins.

Ses caractères sont : absence de lésion valvulaire, existence constante d'une dilatation du ventricule proportionnelle à l'épaississement des parois. Comme signes, nous trouvons : augmentation de la matité précordiale, choc cardiaque assez fort ; à l'auscultation, un bruit particulier découvert par M. Potain et appelé bruit de galop. Ce bruit est surajouté aux deux bruits normaux du cœur.

A tous ces signes nous pouvons ajouter une certaine dureté du pouls et des claquements valvulaires très-accentués.

B. Hémorrhagies. — Bright le premier signala l'existence des hémorrhagies soit nasales, soit pulmonaires dans le cours des maladies rénales.

Je n'insisterai que sur l'hémorrhagie nasale qui peut avoir une valeur très-grande au point de vue du diagnostic, et si elle se renouvelle et devient abondante, il faudra songer chez l'adulte et chez le vieillard à l'existence possible d'une néphrite.

FONCTION URINAIRE.

Nous allons examiner l'urine aux divers points de vue de la quantité, de la densité et des qualités.

A. Quantité. — L'augmentation de l'urine est le point qui a le plus frappé les médecins. Rarement les malades viennent consulter sur ce point; ils s'habituent facilement à ce phénomène qu'ils attribuent à l'âge. Lorsqu'ils sont forcés de recourir au médecin pour d'autres accidents, ils avoueront avoir de. fréquentes insomnies par suite des envies nombreuses d'uriner qu'ils ressentent dans la nuit. Souvent et pendant un laps de temps assez long, cette polyurie nocturne est le seul symptôme d'un mal de Bright.

B. Densité. — La diminution dans la densité de l'urine est considérée comme un symptôme d'une néphrite. Quand le poids spécifique arrive à 1,008 et 1,005, on peut croire à une affection des reins, bien que ce signe ne soit pas toujours absolu.

C. — Qualités. — L'urine des brightiques est mousseuse, pâle, décolorée, d'un blanc caractéristique. Les principes normaux sont diminués, mais on y trouve des matériaux étrangers.

Le chiffre de l'urée est abaissé; il est réduit à 15 grammes par jour, et vers la fin à 8 et même 3 ou 4 grammes.

L'acide urique, les matières extractives sont en quantité moins abondante.

L'albuminurie est un indice de grande valeur, mais on ne peut pas toujours compter sur ce symptôme pour trois motifs : 1er L'albuminurie peut reconnaître une origine nerveuse (Tessier) ou une lésion de la protubérance (Desnos) ; 2e la présence de l'albumine dans les urines n'est pas constante ; 3e l'albumine ne peut pas toujours être décélée. Elle peut même se présenter sous divers aspects. M. Béchamp, doyen de la faculté libre de Lille, cite des cas où il y avait dans l'urine d'un même malade plusieurs variétés d'albumine.

Quand on examine au microscope les dépôts d'urine brightique, on trouve des cylindres tubuleux qui se présentent sous trois formes ; ils peuvent être hyalins, granuleux et cireux. On leur a jadis accordé une importance bien diminuée aujourd'hui. On peut cependant dire que les cylindres hyalins et rares indiquent une sclérose probable et que les cylindres larges, granulo-graisseux, jaunâtres ou cireux, peuvent être attribués à une néphrite parenchymateuse.

TROUBLES DES SENS.

Depuis longtemps on a remarqué une relation entre certains troubles cérébraux graves et les affections des reins.

Bright a nettement indiqué leur importance, mais Addison en 1839 en fit le premier une étude sérieuse. Il les résuma dans les cinq aphorismes suivants :

1ᵉʳ Attaque plus ou moins soudaine de stupeur passagère, intermittente ou permanente et se terminant par la mort ;

2ᵉ Attaque subite de coma avec stertor d'une nature spéciale, transitoire ou durable ;

3ᵉ Convulsions subites revenant par accès, assez rares ou tellement rapprochées qu'elles peuvent être considérées comme persistantes et se terminant par la mort ;

4ᵉ Combinaison des deux formes précédentes, état comateux et attaques convulsives :

5ᵉ Hébétude de l'esprit, lenteur et paresse à se mouvoir, somnolence précédée de vertiges, diminution de la vue, céphalalgie suivie ou non de coma.

M. Lécorche adopte la division de l'urémie cérébrale en urémie aigüe et urémie chronique.

D'après cet auteur, l'urémie cérébrale aigüe, comprend quatre formes : la forme convulsive avec ses deux variétés ; la forme éclamptique et la forme ataxique ; la forme tétanique ; la forme comateuse ; la forme délirante aigüe ou lente.

Il rattache à l'urémie chronique la céphalalgie avec élancements et douleur, l'amblyopie et les troubles de l'ouïe.

D'autres phénomènes morbides, dus à l'urémie cérébrale chronique doivent être considérés : ce sont les vertiges auxquels sont sujets presque tous les albuminuriques ; les céphalalgies qui longtemps avant les autres signes sont les signes précurseurs d'une néphrite ; enfin les douleurs névralgiques musculaires.

OBSERVATION IV.

Publiée par M. Donnadieu de Lavit (*Th. inaug. 1876*).

Un homme de trente et un an, exerçant la profession de plombier dans une localité voisine de Paris, vint demander à Lancereaux un avis au sujet d'une migraine qui, depuis 6 mois environ, reparaissait tous les 12 ou 15 jours et ne durait pas moins de 24 à 48 heures. Cette céphalée très-vive, occupant la région frontale ou la tête entière, se faisait sentir à tous les instants du jour, mais surtout le matin.

Elle débutait par une douleur légère, elle augmentait peu à peu, et arrivait à son maximùm d'intensité après 5 ou 6 heures. Elle devenait insupportable, et était accompagnée de vomissements glaireux.

Elle décroissait au bout d'un certain temps pour disparaître entièrement et revenir plus tard.

Le bromure de potassium, employé pendant un mois, parvenait à faire avorter les crises ; mais celles-ci, au lieu de se manifester tous les 12 ou 15 jours, revinrent tous les 3 ou 4 jours, de sorte que le malade, peu satisfait de sa situation, vint retrouver Lancereaux.

Cette fois, le malade ajouta qu'il était obligé de se elever plusieurs fois chaque nuit pour uriner.

L'examen des urines joint à ces crises, fit découvrir à Lancereaux la véritable nature de l'affection.

TROUBLES OCULAIRES.

L'altération de la vision dans les néphrites a été remarquée depuis de nombreuses années. Bright, Addison indiquent les obscurcissements de la vue et l'amblyopie. C'est Landouzy qui en 1849-1850 nous apprit que le fond de l'œil est presque toujours le siége de lésions chez les albuminuriques.

Les troubles oculaires dans le mal de Bright, varient du simple affaiblissement de la vue à la cécité complète. Les malades se plaignent de voir les objets comme à travers un léger nuage ; ils accusent des mouches volantes, ont des lacunes dans le champ visuel.

Ces troubles peuvent être très-fugaces. L'amaurose albuminurique, souvent temporaire et fugace devient quelquefois permanente et incurable. On peut encore constater une rétinite plus ou moins intense.

HYDROPISIES.

Les épanchements dans les séreuses entrent pour une large part dans les accidents du mal des reins. Ce sont cependant les plèvres qui offrent le moins de résistance à la transsudation albumineuse.

L'ascite d'origine rénale est peu connue.

Œdèmes du tissu cellulaire sous-cutané et sous-muqueux.

Quand un malade se présente avec de la bouffissure de la face, ou se plaint d'un léger gonflement de la paupière le matin à son lever, ou encore quand il accuse de l'œdème péri-malléolaire soit le matin, soit le soir, il faut songer à une affection des reins, à moins d'une raison de rattacher cette infiltration à une affection cardiaque ou à une diathèse tuberculeuse.

Cet œdème peut manquer complètement pendant presque toute la durée de la maladie, ou au contraire être un symptôme initial, quelle que soit la partie du corps qu'il envahisse au début.

ŒDÈME DE LA GLOTTE.

Le larynx est le siége de prédilection de ces œdèmes dont la connaissance est pour ainsi dire récente.

En 1863, le Dr Fauvel signalait au congrès de Rouen une nouvelle affection du larynx, due à l'albuminurie et à laquelle il donnait le nom d'aphonie albuminurique. Elle peut se manifester lentement ou brusquement par une dysphonie légère ou une aphonie complète.

La cause, dit Fauvel, échappe aussi bien au médecin qu'au malade et on ne trouve en un mot aucune affection ancienne ou récente qui puisse expliquer les troubles des fonctions laryngées.

Cet œdème qui envahit d'abord les replis aryténo-épiglottiques peut disparaître pour revenir ou non. Il peut cependant aller en augmentant et obstruer l'entrée des voies respiratoires à un tel point que le malade peut asphixier si la trachéotomie ne vient pas faciliter l'entrée de l'air dans ses poumons.

OBSERVATION XII.

(Congrès de Rouen 1863, Dr Fauvel).

Le 11 mars 1863, je suis mandé en consultation

par le Dr A. Fournier, pour examiner le larynx de Mme M., rue de la chaussée d'Antin.

Nous constatons un gonflement de tout le vestibule du larynx sans rougeur, sans injection, surtout autour des cordes vocales supérieures ; les cordes vocales inférieures sont saines, blanches et un peu mates au lieu d'être nacrées ; la voix est sourde, demi-éteinte, pas de douleurs, pas de sensation de corps étrangers dans le larynx, gêne dans la respiration, mais au niveau seulement de la région thoracique.

Nous ne trouvons rien dans les antécédents de la malade, d'une bonne santé générale habituelle, pour expliquer cet œdème, pas de signes de tuberculose ou de syphilis bien évidents ; cependant nous formulons un traitement anti-vénérien ; deux jours après, l'étouffement augmentait, et des douleurs aigües survenait dans le larynx, une sensation de brûlure, de déchirure au niveau de la glotte ; le laryngoscope nous fit voir que l'œdème avait augmenté ; je vis la malade trois fois encore à quelques jours d'intervalle avec M. A. Fournier, et je la perdis de vue ; lorsque j'appris un mois après que M. le professeur Trousseau et M. le Dr G. Sée, appelés en consultation, avaient reconnu, avec M. Fournier, l'existence d'une maladie de Bright chez Mme M....

Aujourd'hui, après un traitement approprié le larynx est presque guéri, mais la néphrite fait de nouveaux progrès et l'œdème des membres inférieurs augmente tous les jours.

En terminant, nous tenons à faire remarquer que presque toujours, le mal de Bright s'avance sourdement, quelquefois même dans un silence presque complet.

CONCLUSIONS.

Le mal de Bright peut, pendant son évolution lente rester longtemps caché derrière des symptômes insidieux parmi lesquels nous citerons :

Du côté de l'état général : anémie progressive.

Du côté des voies digestives : vomissements et diarrhée, urée et albumine dans les selles.

Du côté des voies respiratoires : bronchites à répétition ; œdème pulmonaire avec dyspnée et œdème de la glotte.

Du côté de la circulation : hypertrophie cardiaque, palpitations, hémorrhagies pulmonaires.

Du côté de l'urination : polyurie, inconstance de l'albumine.

Du côté du système nerveux ; hébétude de l'esprit, torpeur intellectuelle, céphalalgies, névralgies diverses.

Du côté de la vue : troubles oculaires plus ou moins intenses et plus ou moins persistants.

Du côté du tissu cellulaire sous-cutané : œdèmes très-localisés.

Cambrai. Imp. J. RENAUT, rue St-Martin, 18.